Congrès international d'Hydrologie, de Climatologie et de Géologie
de Grenoble 1902

Les Goutteux
à Aix-les-Bains

ET

DU TRAITEMENT PAR LES ACIDES

PAR LE

Dr Léon BLANC

Médecin consultant aux eaux d'Aix-les-Bains
Ancien Médecin-Inspecteur

GRENOBLE
IMPRIMERIE ALLIER FRÈRES
26, Cours de Saint-André, 26

1902

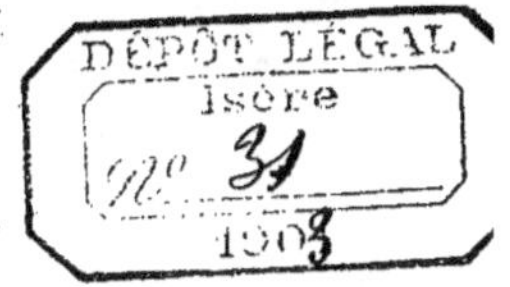

Congrès international d'Hydrologie, de Climatologie et de Géologie
de Grenoble 1902

Les Goutteux

à Aix-les-Bains

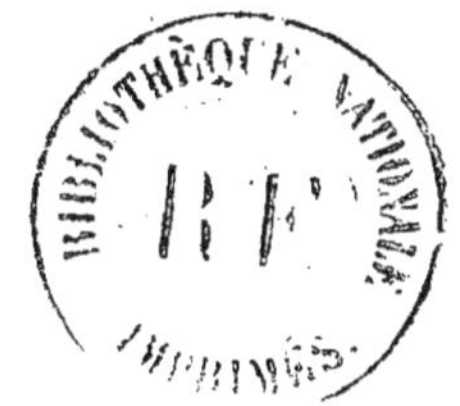

ET

DU TRAITEMENT PAR LES ACIDES

PAR LE

Dr Léon BLANC

Médecin consultant aux eaux d'Aix-les-Bains
Ancien Médecin-Inspecteur

GRENOBLE

IMPRIMERIE ALLIER FRÈRES

26, Cours de Saint-André, 26

1902

LES GOUTTEUX A AIX-LES-BAINS

PAR M. LE Dr LÉON BLANC

Ancien médecin-inspecteur
Médecin consultant aux Eaux d'Aix-les-Bains

L'idée que les goutteux ne doivent pas être envoyés à Aix est encore si répandue dans le public et même dans une partie du corps médical, que j'ai pensé qu'il était nécessaire de réagir contre cette idée, tous les jours démontrée fausse par les nombreux et constants résultats obtenus dans notre station chez les goutteux pour toutes les périodes de la goutte.

Cette erreur avait deux causes principales :

1° Le traitement d'Aix au début, c'est-à-dire il y a quarante ans, était appliqué d'une façon trop active, sans utilisation des sources froides de Saint-Simon et Massonnat, encore peu connues ;

2° Le corps médical était convaincu que les goutteux devaient être soumis à un traitement alcalin presque exclusif.

Pourtant, déjà en 1865, Trousseau reconnaissait les bons effets des eaux d'Aix dans le traitement de la goutte, et quelques auteurs, Lecorché, Rendu, etc..., les recommandaient pour les formes atoniques et chroniques ; seuls, Oetinger et Gaucher les conseillaient dans la goutte à toutes les périodes.

Mais, si cette idée entrait lentement dans l'esprit des médecins français, les auteurs étrangers et les Anglais surtout, Sir Alfred Garod en tête, suivi par Sir Herman Weber, Sir Dyce Duckworth, etc..., choisissaient depuis longtemps la station thermale d'Aix comme spécialement utile et favorable aux goutteux.

Les travaux des docteurs Francis Bertier, Léon Brachet, Léon Blanc, puis ceux plus spéciaux en urologie des docteurs J. Monard, Henri Forestier, Ranglaret, Fiquet et Guyenot venaient affirmer et expliquer les raisons des nombreux et remarquables résultats obtenus à Aix.

A l'emploi de la douche-massage avec ses adjuvants, douche locale de vapeur, appareils Dowsing, gymnastique médicale à l'Institut Zander, eau thermale d'Aix, venait se joindre l'action de l'eau de la source Massonnat, eau remarquable par sa très légère minéralisation et sa grande pureté, prouvée et confirmée par les analyses qui en ont été successivement faites dans divers laboratoires[1].

Grâce à cette eau d'une température de 17 degrés, on peut faire absorber sur place une grande quantité d'eau de lavage, dont l'action a déjà été bien prouvée par l'emploi des eaux à peu près analogues de *Contrexéville, Vittel, Évian, Martigny*, etc..

Il serait trop long d'entrer ici dans tous les détails théoriques et pratiques expliquant le mode d'action du traitement d'Aix chez les goutteux, je ne puis pour cela que renvoyer le lecteur à la brochure que j'ai publiée à ce sujet : *Les Goutteux à Aix-les-Bains*, J.-B. Baillière et fils, Paris, 1902.

Mais un court résumé cependant est nécessaire pour convaincre le lecteur.

Traitement d'Aix-les-Bains. — Tout le monde connaît la technique du traitement d'Aix ; il consiste surtout dans l'emploi de la douche avec massage sous l'eau, si heureusement appelée par le docteur Forestier *douche-massage*.

L'efficacité de cette douche spéciale a été si bien reconnue qu'on a essayé de l'introduire dans plusieurs établissements thermaux de France et de l'étranger ; mais il est reconnu qu'à Aix seulement elle peut être appliquée avec tous ses avantages, grâce aux trois conditions qui sont réunies à Aix : 1° eau en très grande quantité, température constante moyenne 45 degrés centigrades ; 2° onctuosité de l'eau produite par la *baregine* qui facilite le massage ; 3° éducation des doucheurs-masseurs, dont la réputation est établie depuis longtemps.

Douche-massage. — Sans entrer dans les détails du mécanisme de la

---

[1] Analyse de Bellien, chef du laboratoire municipal de Lyon, en 1900 ; analyse de Greindert, pharmacien en chef de l'hôpital Cochin, de Paris, en 1902 ; analyse bactériologique de Berlioz, professeur à l'École de Médecine de Grenoble, en 1900 et 1901 ; analyse bactériologique de Greindert, en 1902 ; analyse physique du docteur Fiquet, en 1902, montrant une densité moindre que celle de l'eau distillée, et les nombreuses expériences faites par les médecins d'Aix.

douche-massage qu'on trouve dans le *Guide Médical,* publié par la Société médicale d'Aix, la douche-massage d'Aix peut se résumer ainsi : le malade, assis ou couché sur des sièges spéciaux, reçoit l'eau thermale, dont la température a été fixée par le médecin, au moyen de deux jets volumineux qui recouvrent tout le malade, pendant que deux masseurs pratiquent sur toutes les parties du corps un massage spécial ou pétrissage, fait sous l'eau, massage plus ou moins fort, plus ou moins énergique, suivant la prescription médicale.

Est-il besoin d'ajouter que l'Établissement thermal d'Aix est composé de trois étages, où la douche-massage est administrée avec des pressions différentes, donnant aux médecins une gamme de puissance qui leur permet d'appliquer le traitement avec plus ou moins de vigueur, suivant la gravité de la maladie ou de la résistance du sujet?

Il existe aussi des douches locales, les unes de vapeur, dites Berthollet, d'autres à eau, permettant de faire des traitements locaux sur les différentes jointures affectées, même si le malade, par des raisons spéciales, ne peut être soumis au traitement général.

L'ensemble de ces manipulations multiples imprime aux tissus une vitalité nouvelle, cause des résultats obtenus.

Ces résultats, prouvés par les expériences des docteurs Monard, Henri Forestier, Guyenot, Ranglaret, Fiquet, prévus déjà dans les ouvrages publiés par les docteurs Despine, Vidal, Brachet, Blanc, Francis Bertier, Cazalis, Chaboud, ont été résumés ainsi par la Société médicale d'Aix :

Action physiologique.

1° Diminution, pendant la période des douches, du volume des urines et apparition très fréquente d'un dépôt de nature uratique pouvant, par son abondance, réclamer l'intervention d'adjuvants diurétiques (eau thermale, en boisson, eau de Saint-Simon, eau de Massonnat).

2° Augmentation des matériaux solides, pris en totalité, et des résidus minéraux et organiques, considérés chacun en particulier ; mais élévation progressive du coefficient de déminéralisation, c'est-à-dire du rapport du résidu minéral au résidu total.

3° Suractivité des oxydations azotées et sulfurées, démontrée par l'élévation des rapports de l'azote de l'urée à l'azote total, d'une part, du soufre oxyde (et dérivés à facteurs phénoliques sulfatés pris en bloc) ou soufre total, d'autre part.

4° Diminution très sensible du phosphore organique, l'acide phosphorique des phosphates ne variant que dans de faibles limites.

5° Augmentation considérable de l'élimination de l'acide urique.

6° Chez les diabétiques et phosphatiques goutteux ou rhumatisants, diminution du sucre et des phosphates.

Enfin, les expériences du docteur FORESTIER ont prouvé que, sous l'influence de la douche-massage, la tension artérielle était diminuée, condition indispensable aux goutteux, chez qui il faut éviter tout surmenage des reins.

En résumé, l'effet de la douche-massage d'Aix consiste en une modification profonde de la nutrition, qui explique sa puissante action sur les rhumatisants et les goutteux.

A cette action générale, il faut aussi ajouter l'action mécanique, qui provoque une absorption intersticielle dans les tissus, accélère le passage de la lymphe dans les vaisseaux lymphatiques, facilite l'élimination de déchets organiques et la dissolution des sels formant les dépôts goutteux et des tophus qui se trouvent dans les tissus musculaires ou fibroséreux.

Ces modifications produites par la douche-massage d'Aix, tout en rendant compte des bons résultats obtenus chez les goutteux confirmés, nous expliquent aussi comment et pourquoi il est nécessaire de s'attaquer à la goutte, non seulement quand elle est en pleine évolution mais surtout quand elle est encore à l'état latent. Il est plus facile de prévenir que de guérir.

La goutte est une maladie générale le plus souvent héréditaire, *totius substantiæ*, dont les manifestations sont souvent à l'état latent, pour engendrer toutes les misères bien connues des praticiens : céphalées, douleurs erratiques, migraines, lourdeurs, affections cutanées, asthme, neurasthénie, mélancolie, qui constituent la goutte larvée (suppress gout) jusqu'au jour où un trouble dans la fonction des reins permet à la goutte de s'affirmer par l'apparition d'un premier accès.

Ces accidents, qui établissent bien l'état goutteux du malade, doivent être bien connus des praticiens, parce que c'est à ce moment surtout que les malades peuvent être traités avec succès, non pas avec l'espoir de guérir la goutte, qui subsiste avec l'individu, mais pour en empêcher les manifestations, ou tout au moins en retarder l'apparition et, si elles se manifestent, en diminuer la gravité et la fréquence.

Pour que le traitement de la goutte soit complet, trois conditions sont indispensables :

1° Appliquer la douche-massage d'Aix, générale ou locale ;

2° Faire boire aux malades une quantité d'eau suffisante pour faciliter la dissolution des sels contenus dans l'organisme et en provoquer l'élimination ;

3° Prescrire un régime alimentaire spécial destiné à modifier la constitution du malade et prévenir la formation de l'acide urique, cause principale de la goutte.

Les travaux de LUFF, LEVISSON, RENDU, CRITZMAN semblent avoir bien établi que si l'on naît ou si l'on devient goutteux, la manifestation goutteuse ne se produit que quand les reins ont été altérés dans leur constitution ou leur fonction.

La boisson joue un grand rôle dans le traitement de la goutte; cette boisson est formée par trois sources principales :

1° L'eau thermale d'Aix, d'une très faible minéralisation et qui a une température fixe de 45 degrés centigrades, est surtout prise pendant les opérations balnéaires ;

2° L'eau de Saint-Simon, et surtout l'eau de Massonnat (amenée devant l'Établissement thermal), eau froide à 17 degrés, un peu analogues à l'eau d'Évian, qui peuvent être prises en grandes quantités, pourvu que les doses en soient fractionnées, utiles aussi bien aux goutteux francs qu'aux graveleux et calculeux.

L'usage combiné de l'eau thermale chaude et de l'eau froide a une grande importance. BOUCHARD a démontré que les boissons chaudes séjournent dans les tissus, imprègnent les déchets non utilisés, les dissolvent, tandis que l'eau froide facilite leur élimination.

A ces traitements généraux, douche-massage et boisson, il faut adjoindre les adjuvants.

Dans les attaques aiguës, les douches de vapeur dites Berthollet rendent de grands services pour calmer la douleur et, plus tard, pour rétablir les mouvements dans les articulations restées longtemps immobiles.

Mais, quand ces crises sont plus intenses, on obtient un soulagement immédiat par l'application de la chaleur à très hautes températures (150 à 200 degrés) au moyen des appareils Dowsing, installés dans l'Institut Zander.

C'est aussi dans l'Institut Zander, dirigé par le D\u02b3 Guyenot, que se trouvent tous les appareils mécano-thérapiques, utilisés pour donner aux membres la souplesse et, chez les obèses, pour diminuer l'état adipeux et permettre des mouvements impossibles avant leur emploi.

On y trouve également une installation utilisée dans les cas d'atrophie musculaire, etc.

En un mot, on trouve à Aix tous les moyens mécano-thérapiques indispensables pour le traitement des goutteux.

Mais, à côté de ce traitement spécial, qui ne peut être bien donné qu'à Aix, grâce à l'abondance de ses sources thermales, à la qualité de son eau onctueuse et à l'habileté de nos doucheurs-masseurs, le régime vient jouer un très grand rôle. Je m'y arrêterai un peu longuement, car il compte pour une bonne part dans les nombreuses guérisons ou améliorations obtenues.

Pendant fort longtemps, et même encore maintenant pour de nombreux médecins, il a été admis que, pour combattre la production de l'acide urique, il faut avoir recours aux alcalins. Or, d'après les travaux de MIALHE, de COUTARET, de GESNER, de WASSILIEW, ceux plus récents de MINKOWICH, d'Albert ROBIN, d'HAYEM, de GRITZMAN et de JOULIE, il a été reconnu que les *acides ont la propriété singulière de diminuer la production de l'acide urique et d'augmenter l'alcalinité urinaire.*

D'un autre côté, les expériences de JOULIE et même la simple expérience de laboratoire montrent qu'une des conséquences de l'*hypoacidité* est l'insolubilité dans un sang hypoacide de l'oxplate de chaux et des phosphates alcalins terreux de chaux et de magnésie provenant de l'alimentation ou de la résorption des os.

Il est donc bien établi que les acides ont la propriété de diminuer la production de l'acide urique et d'augmenter l'alcalinité urinaire, tandis que les sels alcalins précipitent les dépôts uratiques et phosphatiques.

Ainsi s'explique la crainte de beaucoup de médecins, notre grand TROUSSEAU en tête, pour l'usage des eaux alcalines chez les goutteux, et les métastases ont été trop souvent constatées quand le régime alcalin était employé dans toute sa rigueur.

Une expérience déjà longue m'a montré que les résultats cliniques répondaient aux données chimiques et physiologiques. Aussi, en dehors de l'eau pure, comme celle de Massonnat, je prescris les boissons acides, la limonade au citron, et tous les fruits acides, dont le plus important est la pomme, qui contient, quand on la mange avec la peau, les acides malique, tannique et quinique.

Les raisins, les fraises, qui contiennent de l'acide salicylique à l'état d'éther, les prunes, les oranges, etc... et même les salades (y compris celles faites avec la tomate) entrent dans la même catégorie.

Le terme ultime de tous les acides organiques (acide citrique, malique, tartrique, oxalique, etc.) est l'acide carbonique.

Dans l'organisme, la suroxydation ou la désagrégation de la molécule de ces acides a lieu sous diverses influences qui n'ont pas encore été étudiées. Les ferments figurés comme les ferments non figurés jouent un rôle considérable dans cette transformation d'une molécule complexe en une molécule plus simple, comme l'acide carbonique.

Diverses expériences récentes faites à l'Institut Pasteur tendent à démontrer que la matière minérale pourrait bien aussi jouer un rôle tout aussi important par simple action de présence. Ce sont des phénomènes d'ordre catalytique. Les divers stades de la décomposition d'un acide organique dans l'estomac, la rapidité de cette décomposition pour arriver au terme ultime, varient nécessairement, d'une part, avec la résistance de la molécule, selon que l'acide organique appartient à la série grasse ou à la série aromatique, et, d'autre part, avec la nature du métal original comme agent d'oxydation.

Aussi c'est au régime acide, en aliments et en boissons, que je donne la préférence absolue.

C'est pour cela aussi que je laisse prendre, avec l'eau, les vins légers et légèrement acides, le cidre et même le champagne s'il est sec.

L'alcool doit être absolument interdit, à cause de son action nocive sur les reins, car la condition essentielle, sur un goutteux, c'est que ses reins fonctionnent bien.

Quant aux aliments proprement dits, j'ai peu de chose à ajouter à ce qui a été dit jusqu'à ce jour.

Les expériences de HERMAN et celles de MARIE montrent que l'alimentation carnée exclusive augmente l'acide urique, qui monte de 0,669 à 10,37 $^o/_o$, tandis que l'alimentation végétarienne le réduit à 0,458 $^o/_o$.

MARIE a, de plus, démontré qu'un repas copieux fait monter immédiatement la quantité d'acide urique, qui atteint son maximum la cinquième heure de l'ingestion abondante d'aliments.

De là deux indications principales : diminution du régime carné et interdiction du repas copieux, surtout le soir.

Les viandes qui doivent être proscrites sont : le gibier faisandé, les viandes noires (sanglier, chevreuil, lièvre, bécasse, bécassine, etc...), les viandes de conserve.

Quant aux autres viandes (bœuf, mouton, chevreau, poulet et gibier frais), il est préférable de les prendre bouillies. (Pour plus de détails, voir *Les Goutteux à Aix*, J.-B. BAILLIÈRE ET FILS, éditeurs, Paris.)

. De l'exposé de ces faits, on peut nettement conclure :

1° Le traitement d'Aix-les-Bains combiné avec l'usage interne des eaux d'Aix-Saint-Simon et Massonnat, améliore considérablement les goutteux ;

2° Cette amélioration est surtout sensible depuis que les goutteux sont privés d'eau alcaline et qu'ils se soumettent au régime des fruits et des acides qu'ils contiennent ;

Et 3° la cure thermale doit être suivie pendant plusieurs années, même en dehors de toute crise aiguë, et le goutteux peut espérer une guérison presque absolue, s'il veut faire preuve de *persévérance* dans le traitement et le régime prescrits..